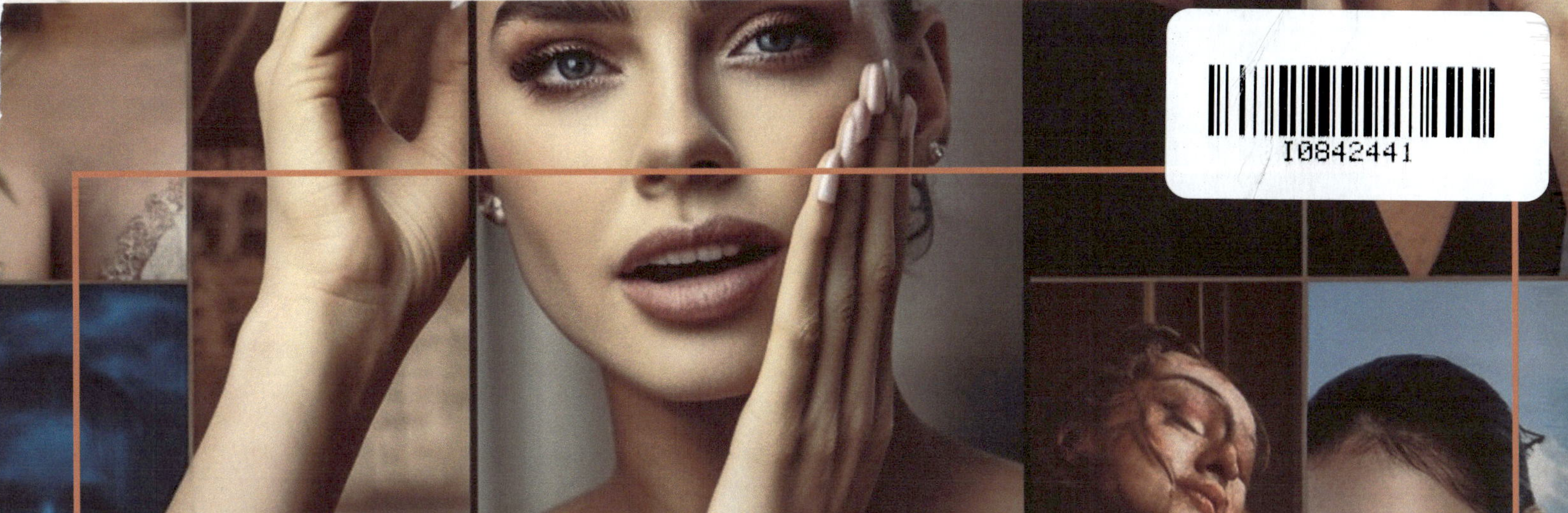

VERSE BIEN SIN GASTAR DEMASIADO

"Guía Práctica para el Estilo y Belleza Asequibles"

By Edamia Figuereo

VERSE BIEN SIN GASTAR DEMASIADO

"Guía Práctica para el Estilo y Belleza Asequibles"

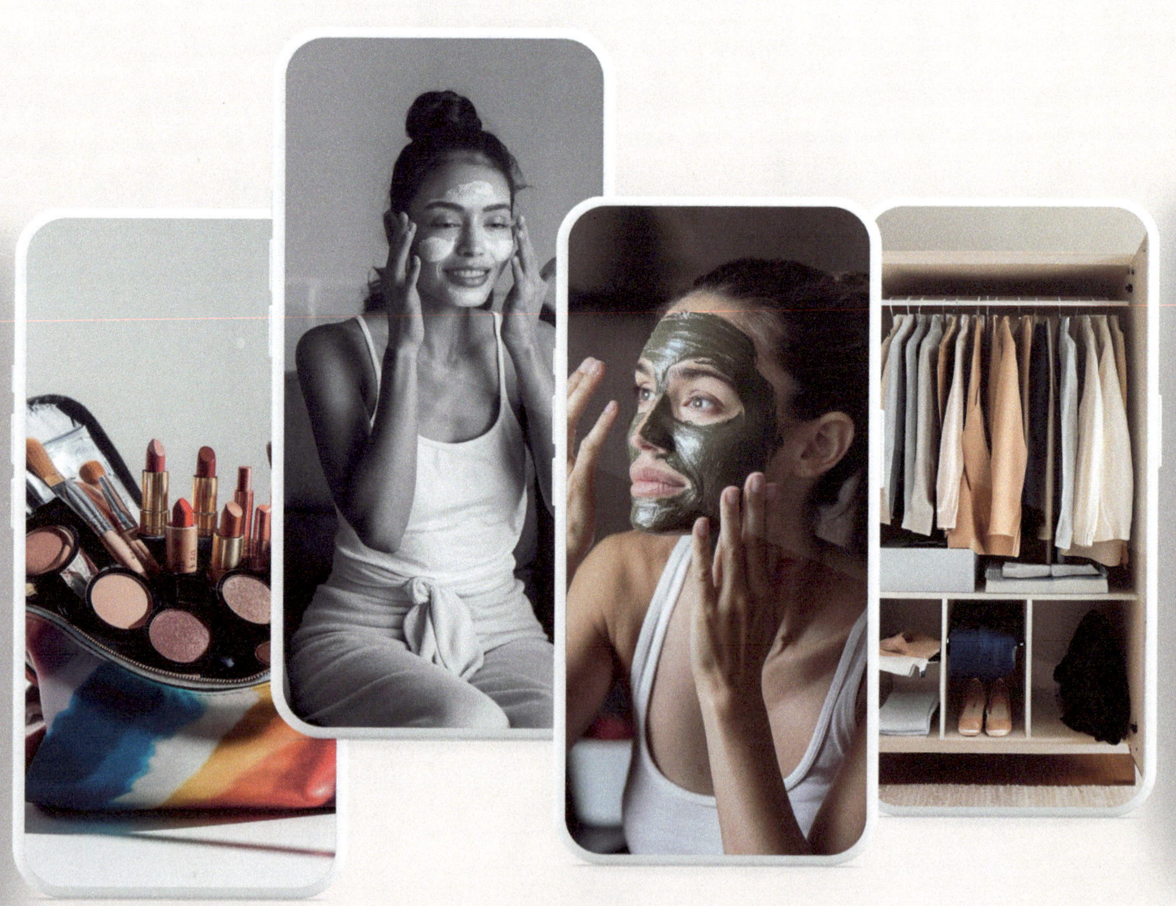

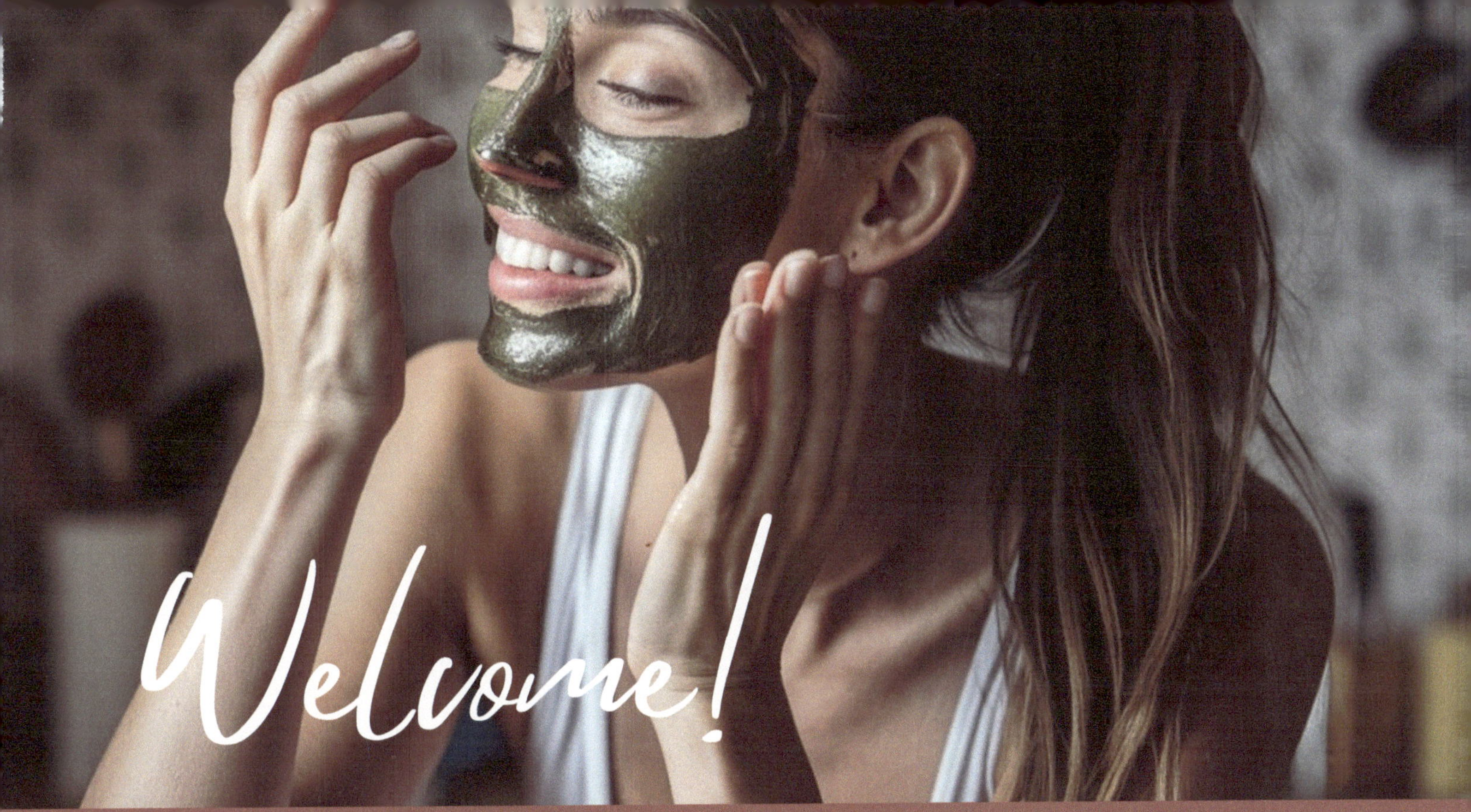

Bienvenida

¡Bienvenidos a "Verse Bien Sin Gastar Demasiado"! Este libro está diseñado para ayudarte a descubrir y aprovechar las mejores técnicas, productos y estrategias para lucir y sentirte genial sin tener que gastar una fortuna.

Desde siempre he creído que verse bien no debería ser sinónimo de gastar en exceso. Mi viaje comenzó cuando me di cuenta de que podía lucir igual de bien con productos y técnicas más asequibles, sin comprometer mi estilo ni bienestar. Quiero compartir contigo todo lo que he aprendido para que también puedas verte y sentirte fabuloso sin vaciar tu billetera.

El propósito de este libro es proporcionarte una guía práctica, llena de tips y consejos efectivos, para que puedas mantener tu belleza y estilo sin necesidad de realizar grandes inversiones. Desde rutinas de cuidado personal hasta moda asequible, aquí encontrarás todo lo necesario para verte bien en cualquier situación.

xo, Edee F.

CONTENIDO

Introducción!

Bienvenida

¡Bienvenidos a "Verse Bien Sin Gastar Demasiado"! Este libro está diseñado para ayudarte a descubrir y aprovechar las mejores técnicas, productos y estrategias para lucir y sentirte genial sin tener que gastar una fortuna. A lo largo de estas páginas, encontrarás consejos prácticos y accesibles para mantener tu belleza y estilo sin comprometer tu presupuesto.

Mi Historia

Desde siempre he creído que verse bien no debería ser sinónimo de gastar en exceso. Mi viaje comenzó cuando me di cuenta de que podía lucir igual de bien con productos y técnicas más asequibles, sin comprometer mi estilo ni bienestar.

Experimenté con diferentes rutinas de cuidado personal, descubrí tiendas y marcas económicas y aprendí a reutilizar y combinar mi guardarropa de maneras creativas. Quiero compartir contigo todo lo que he aprendido para que también puedas verte y sentirte fabuloso sin vaciar tu billetera.

Objetivo del Libro

El propósito de este libro es proporcionarte una guía práctica, llena de tips y consejos efectivos, para que puedas mantener tu belleza y estilo sin necesidad de realizar grandes inversiones. Desde rutinas de cuidado personal hasta moda asequible, aquí encontrarás todo lo necesario para verte bien en cualquier situación.

La belleza y el estilo no son exclusivos de quienes pueden permitirse gastar mucho dinero; todos podemos vernos y sentirnos bien con los recursos adecuados y un poco de creatividad.

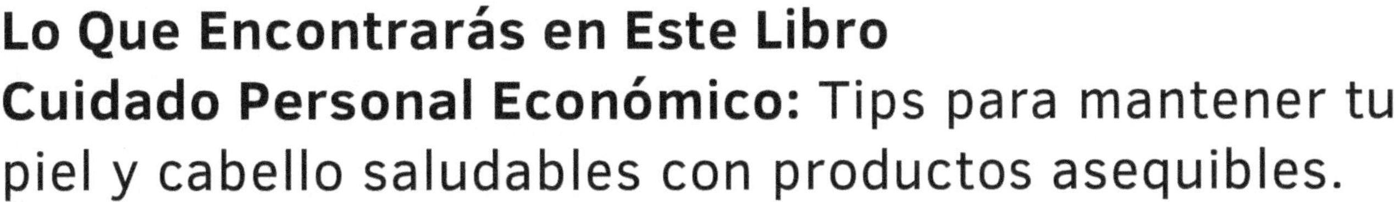

Lo Que Encontrarás en Este Libro
Cuidado Personal Económico: Tips para mantener tu piel y cabello saludables con productos asequibles.

Moda Asequible: Consejos para vestirte bien sin gastar demasiado.

Maquillaje y Cosméticos: Tutoriales y recomendaciones de productos accesibles.

Fitness y Bienestar: Estrategias para mantenerte en forma y saludable en casa.

Consejos de Ahorro: Trucos para aprovechar descuentos y evitar compras innecesarias.

Inspiración y Motivación: Historias y consejos para mantener alta tu autoestima.

Espero que este libro te inspire y te guíe en tu camino hacia una vida más hermosa y estilizada sin tener que gastar mucho dinero. La verdadera belleza radica en cómo te sientes y te ves a ti mismo, y estoy aquí para ayudarte a descubrirlo. Sigue leyendo para aprender a implementar estas prácticas en tu vida diaria y comienza tu viaje hacia un estilo de vida más económico y elegante.

Capítulo 1:
Cuidado Personal Económico

Introducción al Cuidado Personal

El cuidado personal es esencial para sentirnos bien con nosotros mismos, pero no es necesario gastar una fortuna en productos de belleza y tratamientos. Con un poco de creatividad y algunos conocimientos básicos, puedes mantener tu piel y cabello saludables y radiantes sin romper el banco. En este capítulo, exploraremos diversas rutinas y recetas caseras que te ayudarán a cuidar de ti mismo de manera efectiva y económica.

"LA BELLEZA COMIENZA EN EL MOMENTO EN QUE DECIDES SER TÚ MISMO." - COCO CHANEL

Rutinas de Cuidado de la Piel con Productos Asequibles

º Limpieza Facial

Mañana y Noche: Lava tu cara con un limpiador suave y económico. Busca productos con ingredientes naturales como el té verde o el aloe vera, que son efectivos y económicos.

Receta Casera: Mezcla miel y avena para un limpiador natural. La miel es antibacteriana y la avena es un exfoliante suave.

º Hidratación

Mañana: Utiliza una crema hidratante ligera con SPF. Busca marcas accesibles que ofrezcan protección solar.

Noche: Aplica una crema más rica antes de dormir. Puedes usar aceite de coco o aceite de almendras como hidratantes naturales.

ºExfoliación

Semanal: Exfolia tu piel una o dos veces por semana con una mezcla de azúcar y aceite de oliva. Este exfoliante casero es efectivo y económico.

"EL CUIDADO DE LA PIEL NO ES UN LUJO, ES UNA NECESIDAD."

Cuidado del Cabello Saludable y Económico
Limpieza

Champú: Busca champús sin sulfatos y económicos. Marcas genéricas de farmacia pueden ser tan buenas como las caras.
Receta Casera: Utiliza bicarbonato de sodio y vinagre de manzana como alternativas naturales para limpiar y acondicionar tu cabello.

Hidratación
Mascarilla Semanal: Aplica una mascarilla casera de aguacate y aceite de oliva para nutrir tu cabello. Deja actuar durante 30 minutos y enjuaga bien.
Acondicionador: Usa acondicionadores accesibles que contengan ingredientes naturales como el aceite de argán.

Cuidado Diario
Evita el Calor: Reduce el uso de herramientas de calor para mantener tu cabello sano.
Aceites Naturales: Aplica unas gotas de aceite de coco o almendra para controlar el frizz y dar brillo.
"EL CABELLO SANO ES EL RESULTADO DE UN CUIDADO CONSTANTE Y SENCILLO."

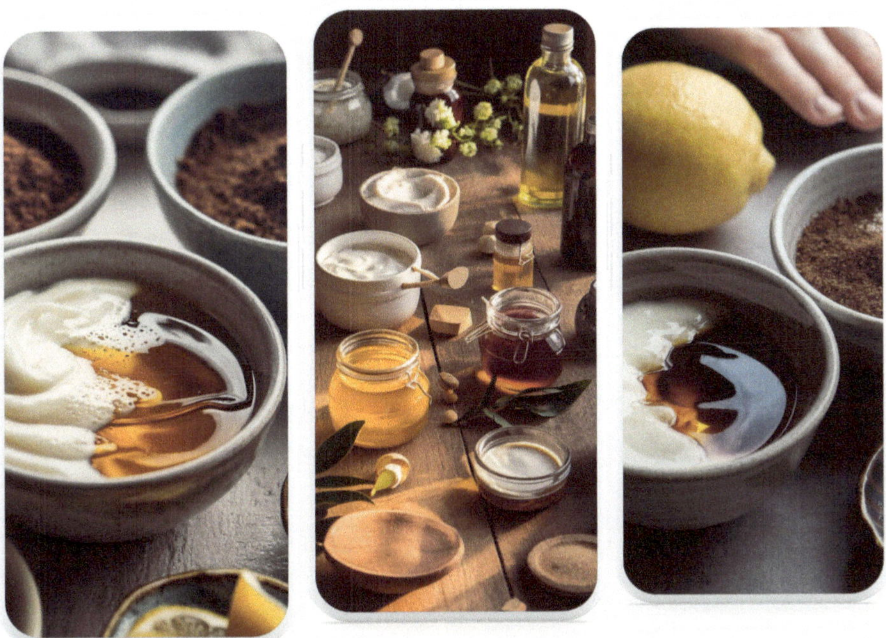

Recetas Caseras para Mascarillas y Tratamientos de Belleza
Mascarilla Facial de Yogur y Miel

Ingredientes: 1 cucharada de yogur natural, 1 cucharada de miel.

Instrucciones: Mezcla y aplica en el rostro. Deja actuar por 15-20 minutos y enjuaga con agua tibia.

Exfoliante de Café y Aceite de Coco

Ingredientes: 1/2 taza de café molido, 1/4 taza de aceite de coco.

Instrucciones: Mezcla y usa como exfoliante corporal en la ducha.

Tratamiento de Manos Suaves con Azúcar y Limón

Ingredientes: 1 cucharada de azúcar, jugo de medio limón.

Instrucciones: Frota en las manos durante unos minutos y enjuaga.

"TU PIEL ES EL REFLEJO DE CÓMO TE CUIDAS POR DENTRO Y POR FUERA."

Capítulo 2:
Moda Asequible

La moda no tiene que ser cara para ser estilosa. Con un poco de creatividad y planificación, puedes crear un guardarropa versátil y elegante sin gastar una fortuna. En este capítulo, exploraremos estrategias para encontrar ropa de moda a precios accesibles, cómo combinar prendas básicas y cómo aprovechar al máximo tu guardarropa.

LA MODA ES LO QUE COMPRAS, EL ESTILO ES LO QUE HACES CON ELLO." - ANÓNIMO

Cómo Encontrar Ropa de Moda a Precios Asequibles

Tiendas de Segunda Mano y Ventas de Garaje

Explora: Las tiendas de segunda mano y ventas de garaje pueden ser tesoros escondidos para encontrar ropa de buena calidad a precios bajos.

Consejo: Visita estas tiendas regularmente y busca en diferentes barrios para encontrar las mejores ofertas.

Compras en Línea
Plataformas: Sitios web como eBay, Poshmark y ThredUp
ofrecen ropa de segunda mano de buena calidad.

Ofertas: Aprovecha las ventas y descuentos especiales en
tiendas en línea.

Marcas Asequibles
Investiga: Busca marcas que ofrezcan ropa de moda a
precios accesibles sin comprometer la calidad.

Comparte: Pregunta a amigos y familiares sobre sus tiendas
favoritas para ropa asequible.

"NO ES LO QUE LLEVAS, SINO CÓMO LO LLEVAS."

Tips para Combinar y Reutilizar Prendas Básicas

Prendas Básicas Esenciales

Lista: Camisetas blancas, jeans ajustados, chaquetas de mezclilla, vestidos negros, y camisas de botones.

Consejo: Invierte en prendas básicas de buena calidad que puedas combinar de múltiples maneras.

Mezcla y Combina

Creatividad: Experimenta con diferentes combinaciones de prendas para crear nuevos looks.

Accesorios: Usa accesorios como bufandas, cinturones, y joyas para cambiar tu apariencia sin gastar mucho.

Cuidado y Mantenimiento

Prolonga la Vida: Cuida tus prendas lavándolas y guardándolas adecuadamente.

Reparaciones: Aprende a hacer pequeñas reparaciones y ajustes para prolongar la vida útil de tu ropa.

"EL ESTILO NO ES UNA CUESTIÓN DE DINERO, ES UNA CUESTIÓN DE SER UNO MISMO."

Accesorios Económicos que Transforman tu Look
Joyería
Asequible: Busca joyería asequible en tiendas locales y en línea.
DIY: Considera hacer tu propia joyería con kits económicos.

Bufandas y Cinturones
Versatilidad: Bufandas y cinturones pueden cambiar completamente un atuendo.
Estilos: Experimenta con diferentes formas de usar bufandas y cinturones para añadir interés a tu look.

Bolsos y Zapatos
Calidad sobre Cantidad: Invierte en bolsos y zapatos de buena calidad que sean versátiles y duraderos.
Ofertas: Busca ofertas y descuentos en tiendas en línea y físicas.

Capítulo 3: Maquillaje y Cosméticos

El maquillaje y los cosméticos pueden ser una parte importante de nuestra rutina de belleza, pero no es necesario gastar una fortuna para lucir fabulosa. En este capítulo, exploraremos productos de maquillaje de buena calidad y precio accesible, tutoriales de maquillaje con productos económicos y cómo cuidar de tus herramientas de maquillaje para prolongar su vida útil.

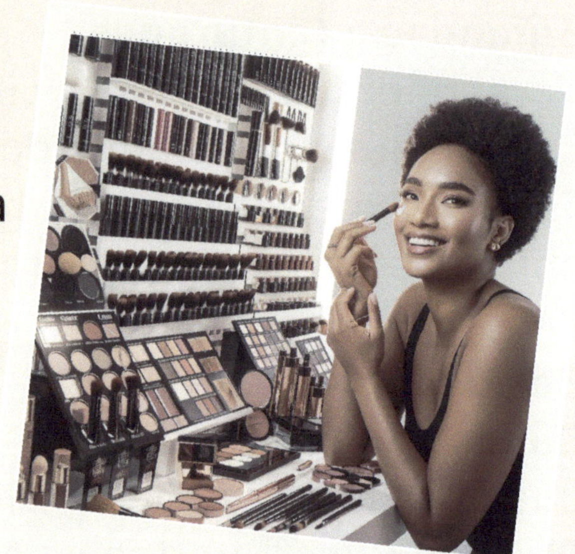

LA BELLEZA COMIENZA EN EL MOMENTO EN QUE DECIDES SER TÚ MISMO."
- COCO CHANEL

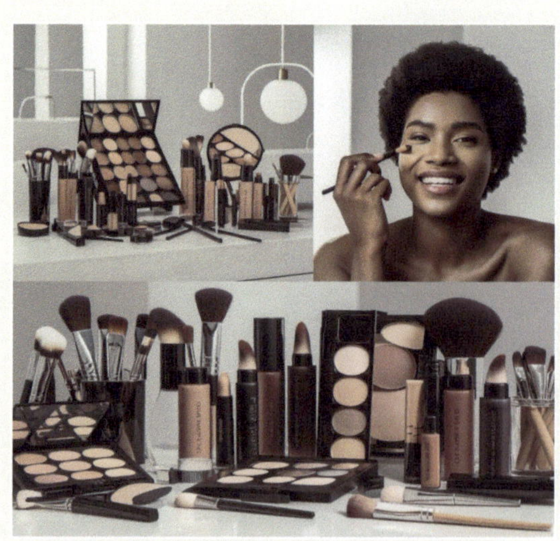

Selección de Productos de Maquillaje de Buena Calidad y Precio Accesible

1. **Base de Maquillaje**

Recomendaciones: Busca bases de marcas de farmacia que ofrezcan buena cobertura y durabilidad. Marcas como Maybelline, L'Oréal y NYX son conocidas por sus productos de calidad a precios accesibles.

Eco-friendly: Opta por marcas que ofrezcan empaques reciclables o que sean cruelty-free.

2. **Corrector**

Recomendaciones: Un buen corrector puede hacer maravillas sin ser costoso. Productos como el Corrector Fit Me de Maybelline y el Corrector Instant Age Rewind de L'Oréal son excelentes opciones.

Eco-friendly: Busca correctores de marcas que utilicen ingredientes naturales y empaques sostenibles.

3. Sombras de Ojos

Recomendaciones: Paletas de sombras asequibles como las de e.l.f. Cosmetics y ColourPop ofrecen una amplia gama de colores y buena pigmentación.

Eco-friendly: Elige sombras con ingredientes naturales y sin parabenos.

4. Máscara de Pestañas

Recomendaciones: Marcas como CoverGirl y Essence tienen máscaras de pestañas que ofrecen volumen y longitud sin gastar mucho.

Eco-friendly: Considera máscaras que sean veganas y libres de crueldad animal.

5. Labiales

Recomendaciones: Los labiales de Wet n Wild y NYX son conocidos por su calidad y variedad de colores a precios accesibles.

Eco-friendly: Prefiere labiales con ingredientes naturales y empaques biodegradables.

"LA CONFIANZA EN UNO MISMO ES EL MEJOR MAQUILLAJE QUE PUEDES USAR."
- ANÓNIMO

Tutoriales de Maquillaje con Productos Económicos

Maquillaje Natural Diario
Paso a Paso:
- Aplica una base ligera y corrector donde sea necesario.
- Usa sombras de ojos en tonos neutros.
- Aplica máscara de pestañas para un toque de definición.
- Finaliza con un labial nude o un bálsamo labial teñido.

Productos Recomendados: Base Fit Me de Maybelline, Corrector Instant Age Rewind de L'Oréal, Paleta de sombras de e.l.f. Cosmetics, Máscara de pestañas Lash Princess de Essence, Labial Butter Gloss de NYX.

Maquillaje de Noche Glam
Paso a Paso:
- Usa una base de mayor cobertura y corrector.
- Aplica sombras de ojos en tonos más oscuros y metálicos.
- Añade delineador de ojos y varias capas de máscara de pestañas.
- Utiliza un labial en tonos oscuros o rojos.

Productos Recomendados: Base Infallible de L'Oréal, Corrector HD de NYX, Paleta de sombras ColourPop, Delineador de ojos de Wet n Wild, Labial MegaLast de Wet n Wild.

Maquillaje Festivo
Paso a Paso:
- Aplica una base luminosa y corrector.
- Usa sombras de ojos brillantes y añade glitter.
- Delinea los ojos con un delineador líquido.
- Aplica máscara de pestañas y un labial vibrante.

Productos Recomendados: Base True Match Lumi de L'Oréal, Corrector Photofocus de Wet n Wild, Paleta de sombras Glitter Goals de NYX, Delineador líquido de e.l.f., Labial SuperStay de Maybelline.

EL MAQUILLAJE NO ES UNA MÁSCARA QUE CUBRE TU BELLEZA, ES UNA ARMA QUE TE AYUDA A EXPRESARTE."
- MICHELLE PHAN

Cuidado de las Herramientas de Maquillaje
Limpieza Regular

- **Frecuencia**: Lava tus brochas de maquillaje una vez por semana para evitar la acumulación de bacterias.
- **Método**: Usa un jabón suave o un limpiador de brochas económico.

Eco-friendly: Utiliza limpiadores naturales y evita productos químicos agresivos.

Almacenamiento Adecuado
- **Consejo:** Guarda tus herramientas de maquillaje en un lugar seco y limpio para prolongar su vida útil.
- **Organizadores:** Utiliza organizadores de brochas y maquillaje hechos de materiales reciclables o sostenibles.

Reemplazo de Productos

- **Frecuencia:** Reemplaza regularmente productos como máscaras de pestañas y delineadores líquidos para evitar infecciones oculares.
- **Consejo:** Apunta las fechas de compra en los productos para saber cuándo es momento de reemplazarlos.

"EL CUIDADO DE TUS HERRAMIENTAS DE BELLEZA ES EL PRIMER PASO PARA UN MAQUILLAJE IMPECABLE."

El maquillaje y los cosméticos no tienen que ser caros para ser efectivos. Al elegir productos de calidad a precios accesibles y cuidar adecuadamente tus herramientas de maquillaje, puedes mantener un look fabuloso sin gastar una fortuna. Además, al optar por opciones eco-friendly, contribuyes a un futuro más sostenible. Recuerda que el maquillaje es una forma de expresión personal y que la confianza en uno mismo es siempre el mejor complemento.

"LA VERDADERA BELLEZA ES SER FIEL A UNO MISMO."
- ANÓNIMO

Capítulo 4:
Fitness y Bienestar

Mantenerse en forma y saludable no tiene por qué ser caro ni perjudicial para el medio ambiente.

Como profesional del maquillaje con una visión holística de la belleza, quiero compartir contigo técnicas y consejos para cuidar tu cuerpo y mente de manera económica.

En este capítulo, exploraremos ejercicios que puedes hacer en casa, consejos de nutrición accesibles, y prácticas de bienestar que te ayudarán a sentirte bien tanto por dentro como por fuera.

Ejercicios Efectivos que Puedes Hacer en Casa
Rutina de Ejercicios sin Equipos
- Cardio: Saltos de tijera, burpees, y sprints en el lugar.
- Fuerza: Flexiones, sentadillas, y planchas.
- Flexibilidad: Estiramientos básicos y yoga.
- Consejo: Realiza estos ejercicios en circuitos de 20-30 minutos para un entrenamiento completo.

Uso de Objetos Caseros como Pesas
- Botellas de Agua: Utiliza botellas llenas de agua como pesas.
- Mochila Cargada: Llena una mochila con libros para hacer sentadillas y levantamientos.
- Sillas: Usa sillas para ejercicios de tríceps y abdominales.

Videos de Entrenamiento Gratuitos
- **YouTube:** Busca canales de fitness con rutinas gratuitas.
- **Aplicaciones:** Descarga aplicaciones gratuitas que ofrezcan programas de entrenamiento.

"TU CUERPO PUEDE SOPORTAR CASI CUALQUIER COSA. ES TU MENTE LA QUE TIENES QUE CONVENCER." - ANÓNIMO

Prácticas de Bienestar y Auto-Cuidado

Meditación y Mindfulness
- Técnica: Dedica 10-15 minutos al día a la meditación o prácticas de mindfulness para reducir el estrés y mejorar tu bienestar mental.
- **Recursos:** Utiliza aplicaciones gratuitas de meditación como Calm o Insight Timer.

Rituales de Auto-Cuidado Económicos
- **Baños Relajantes:** Toma baños relajantes con sales de Epsom y aceites esenciales económicos.
- **Masajes Caseros:** Utiliza rodillos de jade o gua sha para masajes faciales y corporales.

Conexión con la Naturaleza
- **Consejo:** Pasa tiempo al aire libre en parques o jardines para mejorar tu bienestar emocional.
- **Actividad**: Caminatas, picnics, o simplemente disfrutar de la naturaleza.

"CUIDA DE TU CUERPO. ES EL ÚNICO LUGAR QUE TIENES PARA VIVIR."
- JIM ROHN

CAPITULO EXTRA

TÉCNICAS ECO-FRIENDLY PARA EL FITNESS Y BIENESTAR

Integrar prácticas eco-friendly en tu rutina de fitness y bienestar es una forma poderosa de cuidar tu salud y el medio ambiente. Al hacer pequeños cambios en tus hábitos diarios, puedes contribuir a un futuro más sostenible mientras te mantienes en forma y saludable. Recuerda que cada pequeña acción cuenta y puede tener un gran impacto.

1. **Rutina de Ejercicios sin Equipos**
- **Cardio**: Saltos de tijera, burpees, y sprints en el lugar.
- **Fuerza:** Flexiones, sentadillas, y planchas.
- Flexibilidad: Estiramientos básicos y yoga.
- Consejo: Realiza estos ejercicios en circuitos de 20-30 minutos para un entrenamiento completo.

Uso de Objetos Caseros como Pesas
Botellas de Agua: Utiliza botellas llenas de agua como pesas.
Mochila Cargada: Llena una mochila con libros para hacer sentadillas y levantamientos.
Sillas: Usa sillas para ejercicios de tríceps y abdominales.

Videos de Entrenamiento Gratuitos
YouTube: Busca canales de fitness con rutinas gratuitas.
Aplicaciones: Descarga aplicaciones gratuitas que ofrezcan programas de entrenamiento.

Nutrición Eco-Friendly

Compra Local y Orgánica
Consejo: Compra frutas y verduras orgánicas en mercados locales. Esto reduce el impacto ambiental del transporte y apoya a los agricultores locales.
Beneficio: Los alimentos orgánicos son cultivados sin pesticidas y químicos dañinos.

Reduce el Desperdicio de Alimentos
Práctica: Planifica tus comidas y compra solo lo necesario para evitar el desperdicio.
Técnica: Conserva los restos de comida en recipientes reutilizables y utiliza compostaje para los desechos orgánicos.

Dietas Basadas en Plantas
Recomendación: Incorpora más alimentos basados en plantas en tu dieta. Las dietas vegetarianas y veganas tienen un menor impacto ambiental. Aunque sin no eres participe de este tipo de dietas siempre puedes mantener una dieta sana eco - friendly que a ti te guste y te convenga.

Ejemplo: Prueba recetas con legumbres, frutas, verduras y granos integrales.

Prácticas de Bienestar Eco-Friendly

Productos de Cuidado Personal Naturales
Consejo: Utiliza productos de cuidado personal hechos con ingredientes naturales y empaques reciclables.
Recomendación: Marcas como Lush y Burt's Bees ofrecen productos eco-friendly.

Cuidado de la Piel y el Cabello DIY
Práctica: Haz tus propios productos de cuidado personal con ingredientes naturales.
Por ejemplo, usa aceite de coco como hidratante o mascarilla capilar.
Beneficio: Reduces la cantidad de productos químicos y envases plásticos.

Meditación y Mindfulness en la Naturaleza
Técnica: Practica la meditación y el mindfulness al aire libre para conectarte con la naturaleza.
Consejo: Encuentra un lugar tranquilo en un parque o jardín para tus sesiones de meditación.

Capítulo 5: Beneficios para la Salud de una Buena Alimentación

Ahorrar dinero mientras te mantienes estiloso y saludable es totalmente posible con algunos trucos y estrategias. En este capítulo, compartiré contigo formas efectivas de maximizar tu presupuesto, encontrar las mejores ofertas y hacer compras inteligentes. Siguiendo estos consejos, podrás disfrutar de tus productos favoritos sin gastar una fortuna.

Ahorrar dinero y hacer compras inteligentes es posible con planificación y estrategias adecuadas. Al aprovechar ofertas, comparar precios, y optar por opciones sostenibles, puedes disfrutar de una vida estilosa y saludable sin comprometer tu presupuesto.

"NO SE TRATA DE CUÁNTO DINERO GASTAS, SINO DE CÓMO LO GASTAS."
- ANÓNIMO

Estrategias para Ahorrar Dinero

Planifica Tus Compras
Consejo: Antes de ir de compras, haz una lista de lo que necesitas. Esto te ayudará a evitar compras impulsivas y a concentrarte en los artículos esenciales.
Técnica: Planifica tus compras semanales y mensuales para asegurarte de comprar solo lo necesario.

Aprovecha las Ofertas y Descuentos
Recomendación: Busca ofertas y descuentos en tiendas y en línea. Utiliza cupones y códigos de descuento siempre que sea posible.
Ejemplo: Sitios web como RetailMeNot y Honey pueden ayudarte a encontrar los mejores descuentos disponibles.

Compra en Grandes Cantidades
Beneficio: Comprar en grandes cantidades puede ser más económico a largo plazo, especialmente para productos no perecederos y artículos de uso frecuente.
Consejo: Únete a clubes de compras para obtener descuentos en compras al por mayor.

Hacer Compras Inteligentes

Investiga y Compara Precios
Técnica: Antes de realizar una compra, investiga y compara precios en diferentes tiendas. Esto te asegurará obtener el mejor precio posible.
Herramienta: Utiliza aplicaciones y sitios web de comparación de precios como Google Shopping y PriceGrabber.

Compra en Temporadas de Descuentos
Recomendación: Aprovecha las temporadas de descuentos como el Black Friday, Cyber Monday y las rebajas de fin de temporada para comprar productos a precios reducidos.
Consejo: Planea tus compras grandes alrededor de estas fechas para obtener los mejores descuentos.

Opta por Marcas Genéricas
Beneficio: Las marcas genéricas o de tienda suelen ser igual de buenas que las marcas de renombre pero a un precio más bajo.
Consejo: Prueba diferentes marcas genéricas y encuentra las que más te gusten y ofrezcan la mejor calidad.

Consejos Adicionales para Ahorro y Sostenibilidad

Compra de Segunda Mano
Consejo: Considera comprar ropa, muebles y otros artículos de segunda mano. Puedes encontrar productos de buena calidad a precios reducidos.
Beneficio: Además de ahorrar dinero, estás contribuyendo a la reducción de residuos y promoviendo la sostenibilidad.

Reutiliza y Recicla
Técnica: Antes de desechar algo, piensa en formas de reutilizarlo o reciclarlo. Por ejemplo, frascos de vidrio pueden ser usados como contenedores de almacenamiento.
Consejo: Busca inspiración en blogs y redes sociales para proyectos de reciclaje y reutilización.

Hazlo Tú Mismo (DIY)
Práctica: Aprende a hacer tus propios productos de belleza, decoración para el hogar, y más. Los proyectos DIY no solo son económicos, sino también gratificantes y personalizados.
Recomendación: YouTube y Pinterest son excelentes recursos para encontrar tutoriales de DIY.

"LA SOSTENIBILIDAD ES LA CLAVE PARA LA VERDADERA BELLEZA Y BIENESTAR." - ANÓNIMO

Capítulo 6:
Consejos de Ahorro

Mantener una rutina de belleza sostenible y económica a largo plazo no solo beneficia tu bolsillo, sino también el medio ambiente. En este capítulo, te ofreceré consejos y estrategias para integrar prácticas sostenibles en tu rutina diaria de belleza. Veremos cómo elegir productos de belleza eco-friendly, adoptar hábitos de cuidado personal sostenibles y mantener un estilo de vida que promueva el bienestar y la sostenibilidad.

Adoptar una rutina de belleza sostenible y económica no solo es beneficioso para ti, sino también para el planeta. Con pequeñas acciones diarias y elecciones conscientes, puedes mantener una apariencia radiante y saludable mientras contribuyes a un futuro más sostenible. Recuerda que cada elección cuenta y que tu impacto positivo puede inspirar a otros

"LA BELLEZA DE LA SOSTENIBILIDAD ES QUE EMPIEZA CON PEQUEÑAS ACCIONES DIARIAS." - ANÓNIMO

Selección de Productos de Belleza Eco-Friendly

Ingredientes Naturales y Orgánicos
Consejo: Opta por productos de belleza hechos con ingredientes naturales y orgánicos. Estos productos son menos dañinos para tu piel y el medio ambiente.
Recomendación: Busca certificaciones como USDA Organic o Ecocert en los productos.

Empaque Sostenible
Beneficio: Elige productos con empaques reciclables, biodegradables o reutilizables.
Ejemplo: Marcas como Lush y Ethique ofrecen productos sin empaques plásticos y con materiales reciclables.

Productos Multifuncionales
Técnica: Utiliza productos que sirvan para múltiples propósitos, como un bálsamo que funcione tanto para labios como para cutículas.
Beneficio: Esto reduce el número de productos que necesitas comprar y utilizar.

"EL VERDADERO LUJO ES LA SIMPLICIDAD Y LA SOSTENIBILIDAD."
- ANÓNIMO

Hábitos de Cuidado Personal Sostenibles

Reducción de Residuos

Consejo: Adopta la filosofía de reducir, reutilizar y reciclar en tu rutina de belleza. Evita productos de un solo uso como las toallitas desmaquillantes.

Alternativa: Utiliza discos desmaquillantes reutilizables y paños de microfibra.

Consumo Consciente

Técnica: Compra solo lo que realmente necesitas y evita acumular productos innecesarios.

Práctica: Revisa regularmente tus productos de belleza y dona aquellos que no uses.

Eficiencia Energética

Consejo: Reduce el consumo de energía en tu rutina de belleza. Por ejemplo, seca tu cabello al aire en lugar de usar secadores eléctricos.

Alternativa: Utiliza herramientas de belleza que no requieran energía eléctrica, como peines de bambú.

Estilo de Vida que Promueva el Bienestar y la Sostenibilidad

Cuidado Personal Natural
Receta DIY: Haz tus propios productos de belleza con ingredientes naturales. Por ejemplo, una mascarilla facial de miel y avena.
Beneficio: Los productos DIY son económicos y libres de químicos dañinos.

Balance y Bienestar
Consejo: Mantén un equilibrio entre tu rutina de belleza y tus hábitos de vida saludable. Una dieta equilibrada, ejercicio regular y descanso adecuado son fundamentales para una piel y cabello saludables.
Práctica: Incorpora prácticas de bienestar como la meditación y el yoga para reducir el estrés y mejorar tu salud general.

Apoyo a Marcas Sostenibles
Recomendación: Apoya a marcas y empresas que promuevan prácticas sostenibles y éticas. Esto incluye marcas que sean cruelty-free y que utilicen ingredientes éticos.
Investiga cuales son las mas compatibles contigo, que sean compatibles con tu piel, con tus principios y que no le hagan mella a tu presupuesto.

"LA BELLEZA REAL BRILLA DESDE ADENTRO CUANDO VIVIMOS EN ARMONÍA CON NOSOTROS MISMOS Y CON LA TIERRA."
- ANÓNIMO

Capítulo 7:
Inspiración y Motivación

Mantenerte motivado e inspirado en tu camino hacia una vida estilizada, económica y sostenible puede ser un desafío, pero es fundamental para tu éxito a largo plazo. En este capítulo, compartiremos historias de éxito, consejos de motivación y estrategias para mantener una mentalidad positiva y enfocada.

Descubrirás cómo pequeños cambios y una actitud positiva pueden llevarte lejos en tu viaje. Mantenerte motivado e inspirado es clave para lograr tus objetivos de belleza y sostenibilidad.

Con historias de éxito, consejos prácticos y estrategias para una mentalidad positiva, puedes superar los desafíos y disfrutar de tu viaje hacia una vida más estilizada, económica y eco-friendly. Recuerda que cada pequeño paso cuenta y que la perseverancia y la actitud positiva son tus mejores aliados.

"LA MOTIVACIÓN TE LLEVA LEJOS, PERO LA DISCIPLINA TE LLEVA MÁS ALLÁ."
- ANÓNIMO

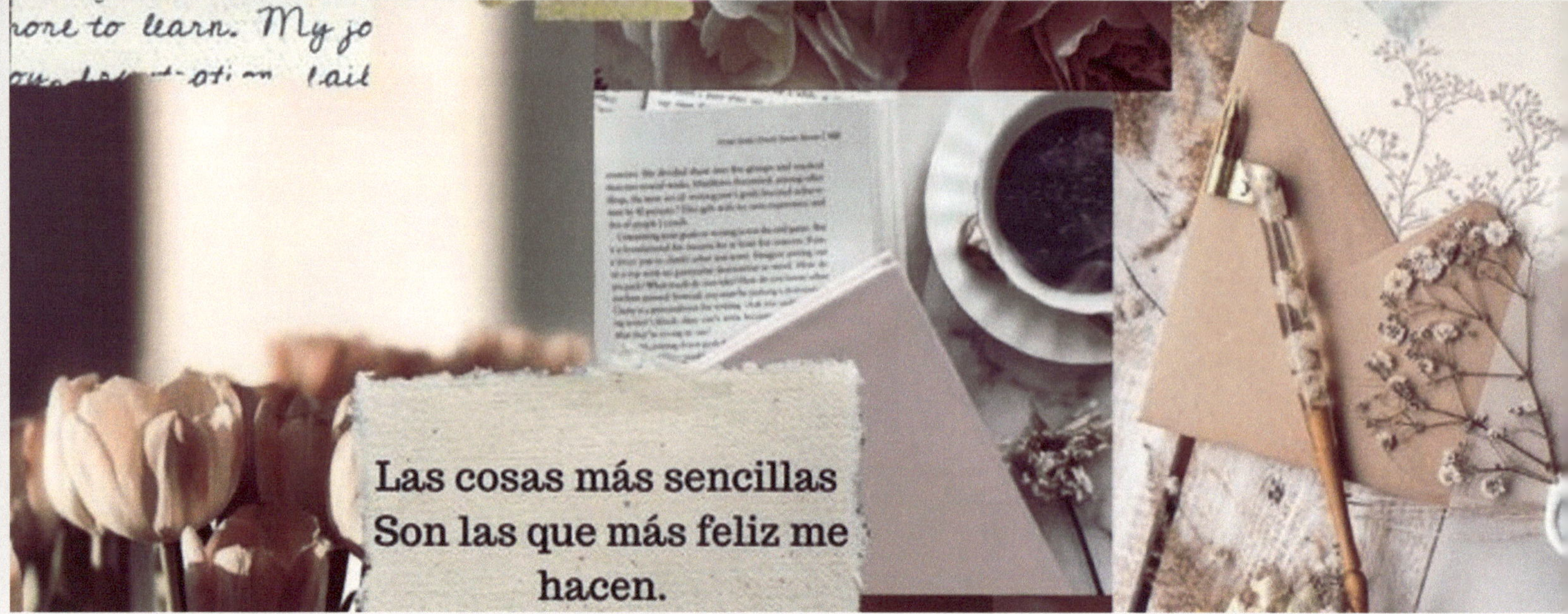

Consejos de Motivación

Establece Metas Claras y Realistas
Consejo: Define metas claras y alcanzables para tu rutina de belleza y estilo de vida sostenible. Escribe tus objetivos y realiza un seguimiento de tu progreso.
Ejemplo: <u>Meta semanal</u>: Crear un nuevo producto de belleza DIY. <u>Meta mensual:</u> Reducir el uso de productos desechables en un 50%.

Encuentra tu Por Qué
Consejo: Reflexiona sobre tus razones para adoptar un estilo de vida más económico y sostenible. Conectar con tu "por qué" te dará una mayor motivación para seguir adelante.
Ejemplo: Quieres reducir tu impacto ambiental para dejar un mundo mejor para las futuras generaciones.

Rodéate de Influencias Positivas
Consejo: Sigue a influencers y comunidades en redes sociales que promuevan el bienestar y la sostenibilidad. Rodéate de personas que compartan tus valores y objetivos.
Ejemplo: Únete a grupos de Facebook o Instagram dedicados a la belleza sostenible y el minimalismo.

Estrategias para Mantener una Mentalidad Positiva

Practica la Gratitud Diariamente
Técnica: Dedica unos minutos cada día para reflexionar sobre las cosas por las que estás agradecido. Esto puede ayudarte a mantener una actitud positiva y enfocada.
Ejercicio: Escribe tres cosas por las que estás agradecido cada mañana o noche.

Celebra Tus Logros
Consejo: Reconoce y celebra tus pequeños logros en tu camino hacia una vida más sostenible y estilizada. Esto te mantendrá motivado y te recordará tu progreso.
Ejemplo: Celebra con una actividad que disfrutes, como una tarde de auto cuidado o una salida al aire libre.

Visualiza Tu Éxito
Técnica: Dedica tiempo a visualizar tus metas y cómo te sentirás cuando las alcances. La visualización positiva puede aumentar tu motivación y enfoque.
Ejercicio: Cierra los ojos e imagina detalladamente tu vida ideal, incluyendo tu rutina de belleza, estilo de vida y bienestar general.

**"EL ÉXITO ES LA SUMA DE PEQUEÑOS ESFUERZOS
REPETIDOS DÍA TRAS DÍA."
- ROBERT COLLIER**

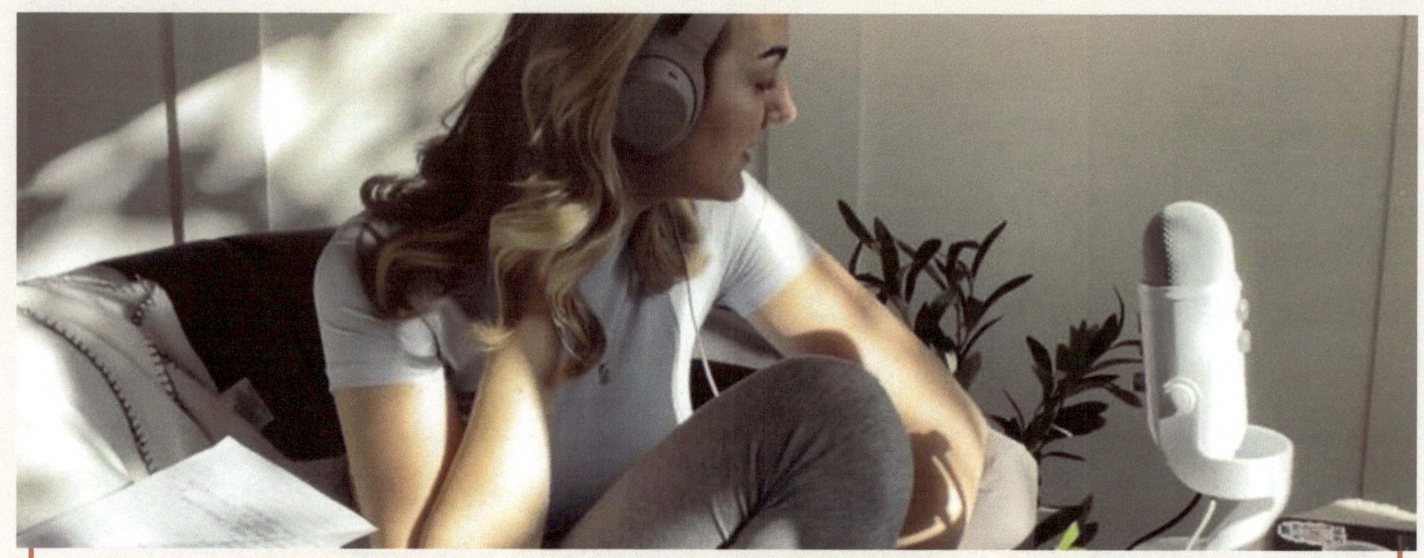

Recursos Adicionales para la Motivación

Libros Inspiradores
Recomendación: "El poder del ahora" de Eckhart Tolle para el bienestar mental y "Hábitos atómicos" de James Clear para la creación de hábitos positivos.
Beneficio: Estos libros ofrecen estrategias prácticas y motivacionales para mejorar tu vida diaria.

Aplicaciones de Meditación y Mindfulness
Recomendación: Calm, Headspace, Insight Timer.
Beneficio: Estas aplicaciones pueden ayudarte a reducir el estrés y mejorar tu bienestar mental con prácticas diarias de meditación.

Podcasts Motivacionales
Recomendación: "The Tim Ferriss Show", "The Tony Robbins Podcast", "Optimal Living Daily".
Beneficio: Escuchar historias de éxito y consejos prácticos puede mantenerte inspirado y motivado.

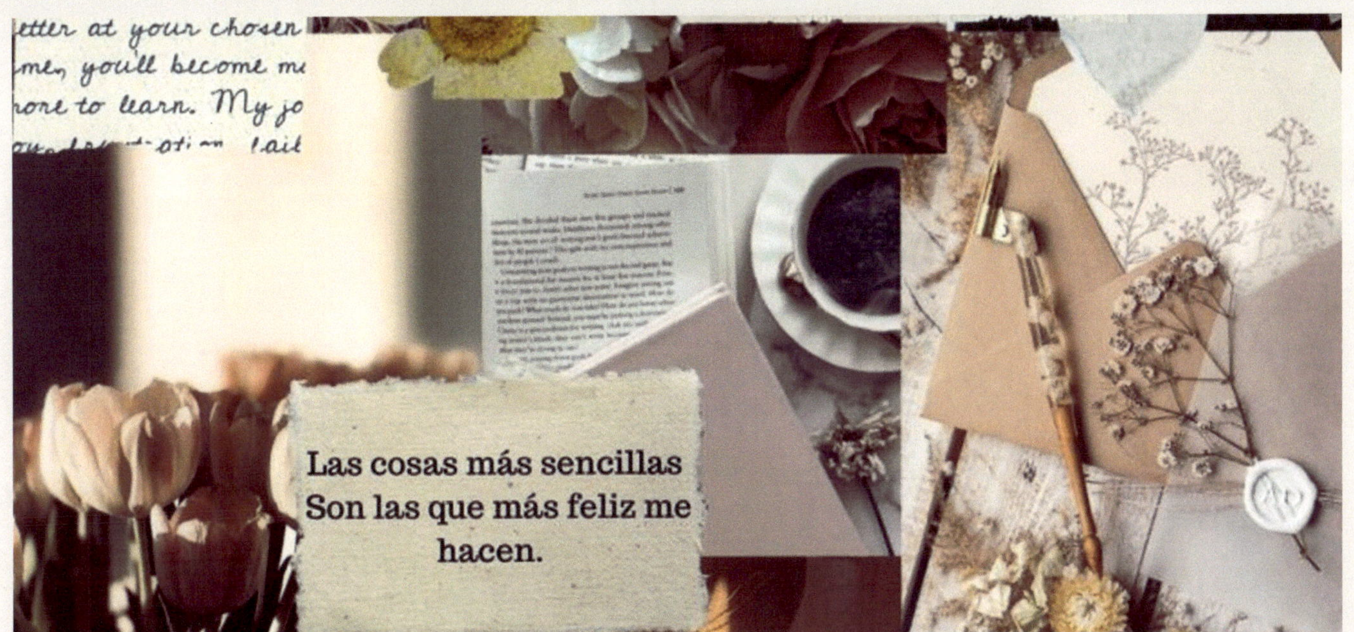

Estrategias para Mantener la Motivación Diaria

Mantener la motivación diaria puede ser un desafío, pero es esencial para alcanzar tus objetivos y vivir una vida plena y equilibrada. A continuación, te presento algunas estrategias efectivas para mantenerte motivada cada día, estrategias que yo misma utilizo en mi día a día.

Mantener la motivación diaria requiere de esfuerzo y disciplina, pero con las estrategias adecuadas, puedes lograrlo.

Establecer una rutina, dividir tus metas en tareas pequeñas, y mantener una mentalidad positiva son claves para mantenerte enfocado y motivado.

Recuerda celebrar tus logros y rodearte de influencias positivas para continuar avanzando hacia tus objetivos.

Estrategias Clave

Establece una Rutina Diaria
Consejo: Crear una rutina diaria puede ayudarte a mantenerte enfocado y organizado. Dedica tiempo cada mañana a planificar tu día y establecer tus prioridades.
Ejemplo: Comienza tu día con una rutina de ejercicio, meditación y un desayuno saludable. Esto te preparará para enfrentar el día con energía y claridad.

Divide tus Metas en Tareas Pequeñas
Consejo: Dividir tus metas a largo plazo en tareas diarias más pequeñas y manejables te permitirá ver tu progreso y mantenerte motivado.
Ejemplo: Si tu meta es escribir un libro, establece una meta diaria de escribir 500 palabras.

Utiliza un Diario de Gratitud
Técnica: Dedica unos minutos cada día a escribir en un diario de gratitud. Esto puede ayudarte a mantener una actitud positiva y enfocarte en lo que es importante.
Ejercicio: Cada mañana o noche, escribe tres cosas por las que estás agradecido y cómo te hicieron sentir.

"LA GRATITUD CONVIERTE LO QUE TENEMOS EN SUFICIENTE."
- ANÓNIMO

Mantén un Espacio Motivador

Organiza tu Espacio de Trabajo
Consejo: Un espacio de trabajo limpio y organizado puede mejorar tu concentración y productividad. Asegúrate de que tu entorno sea cómodo y esté libre de distracciones.
Ejemplo: Mantén tu escritorio ordenado y decóralo con elementos que te inspiren, como fotos, plantas o citas motivacionales.

Crea un Tablero de Visión
Técnica: Un tablero de visión es una herramienta visual que representa tus metas y sueños. Puedes llenarlo con imágenes, palabras y citas que te inspiren.
Ejercicio: Dedica tiempo a crear tu tablero de visión y colócalo en un lugar donde lo veas todos los días.

Utiliza Recursos Motivacionales
Consejo: Escucha podcasts motivacionales, lee libros inspiradores o sigue a personas influyentes en redes sociales que te inspiren.
Ejemplo: Dedica 10-15 minutos cada día a consumir contenido motivacional.

Puntos a tener en cuenta de cosas que hice para mantener mi enfoque y mi motivación
- Espacio de trabajo limpio y organizado.
- Tablero de visión lleno de imágenes y citas inspiradoras.
- Escuchar podcast motivacionales

Mantén una Mentalidad Positiva

Practica la Auto-Compasión
Consejo: Sé amable contigo mismo y reconoce tus logros, por pequeños que sean. La auto-compasión te ayudará a mantener una actitud positiva y a recuperarte de los contratiempos.
Ejemplo: Si no lograste cumplir una meta diaria, en lugar de castigarte, reflexiona sobre lo que puedes mejorar y sigue adelante.

Rodéate de Personas Positivas
Consejo: La energía de las personas que te rodean puede influir en tu motivación. Rodéate de personas que te apoyen y te inspiren.
Ejemplo: Pasa tiempo con amigos y familiares que te animen y te impulsen a alcanzar tus metas.

Celebra tus Pequeños Logros
Técnica: Reconocer y celebrar tus pequeños logros puede mantenerte motivado y recordarte tu progreso.
Ejemplo: Si cumpliste una meta semanal, recompensa tu esfuerzo con una actividad que disfrutes, como una cena especial o un paseo.

"NO SE TRATA DE SER PERFECTO. SE TRATA DE HACER LO MEJOR QUE PUEDAS Y SEGUIR MEJORANDO CADA DÍA."
- ANÓNIMO

Recursos adicionales

Para continuar tu viaje hacia una vida estilizada, económica y sostenible, es esencial contar con recursos adicionales que te proporcionen información, inspiración y herramientas prácticas.

En este capítulo, encontrarás una variedad de recursos que te ayudarán a mantener tu motivación y a seguir aprendiendo sobre belleza, bienestar y sostenibilidad.

Explorar estos recursos adicionales te ayudará a seguir avanzando en tu viaje hacia una vida más estilizada, económica y sostenible. Mantén la curiosidad, sigue aprendiendo y conecta con personas y comunidades que compartan tus valores y objetivos.

Recuerda que el conocimiento y el apoyo son herramientas poderosas para el cambio positivo.

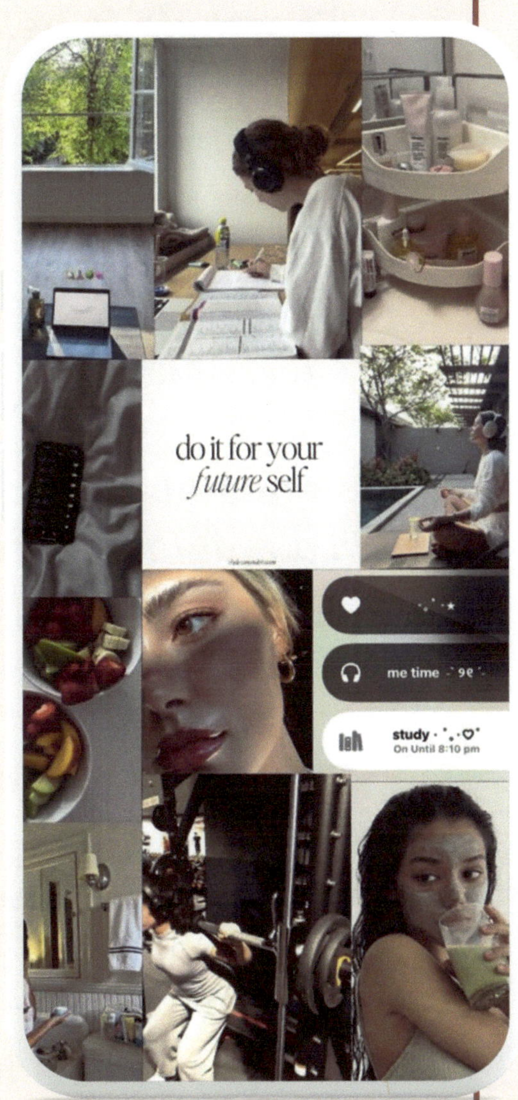

Libros Recomendados

Belleza y Cuidado Personal
"El arte de la belleza natural" de Imelda Burke: Una guía completa sobre cómo adoptar una rutina de belleza natural y sostenible.

"Skin Cleanse" de Adina Grigore: Explora cómo simplificar tu rutina de cuidado de la piel con ingredientes naturales y accesibles.

Bienestar y Mindfulness
"La magia del orden" de Marie Kondo: Aprende a organizar tu hogar y tu vida para mejorar tu bienestar general.

"El poder del ahora" de Eckhart Tolle: Una guía para vivir en el presente y encontrar la paz interior.

Sostenibilidad y Estilo de Vida
"Zero Waste Home" de Bea Johnson: Descubre cómo vivir sin generar residuos y adoptar un estilo de vida más sostenible.

"The Conscious Closet" de Elizabeth L. Cline: Consejos sobre cómo construir un guardarropa ético y sostenible.

Aplicaciones Útiles

Cuidado Personal y Belleza
Think Dirty: Escanea productos de belleza y descubre qué tan limpios y seguros son sus ingredientes.
GoodGuide: Encuentra productos de belleza y cuidado personal evaluados por su impacto en la salud y el medio ambiente.

Bienestar y Mindfulness
Calm: Aplicación de meditación y relajación para mejorar tu bienestar mental.
MyFitnessPal: Rastrea tu dieta y ejercicio diario para mantener un estilo de vida saludable.

Sostenibilidad y Consumo Responsable
Oroeco: Rastrea tu huella de carbono y recibe consejos personalizados para reducir tu impacto ambiental.
Too Good To Go: Ayuda a reducir el desperdicio de alimentos al comprar excedentes de restaurantes y tiendas a precios reducidos.

"LA TECNOLOGÍA BIEN UTILIZADA PUEDE SER UNA
PODEROSA HERRAMIENTA DE CAMBIO."
- ANÓNIMO

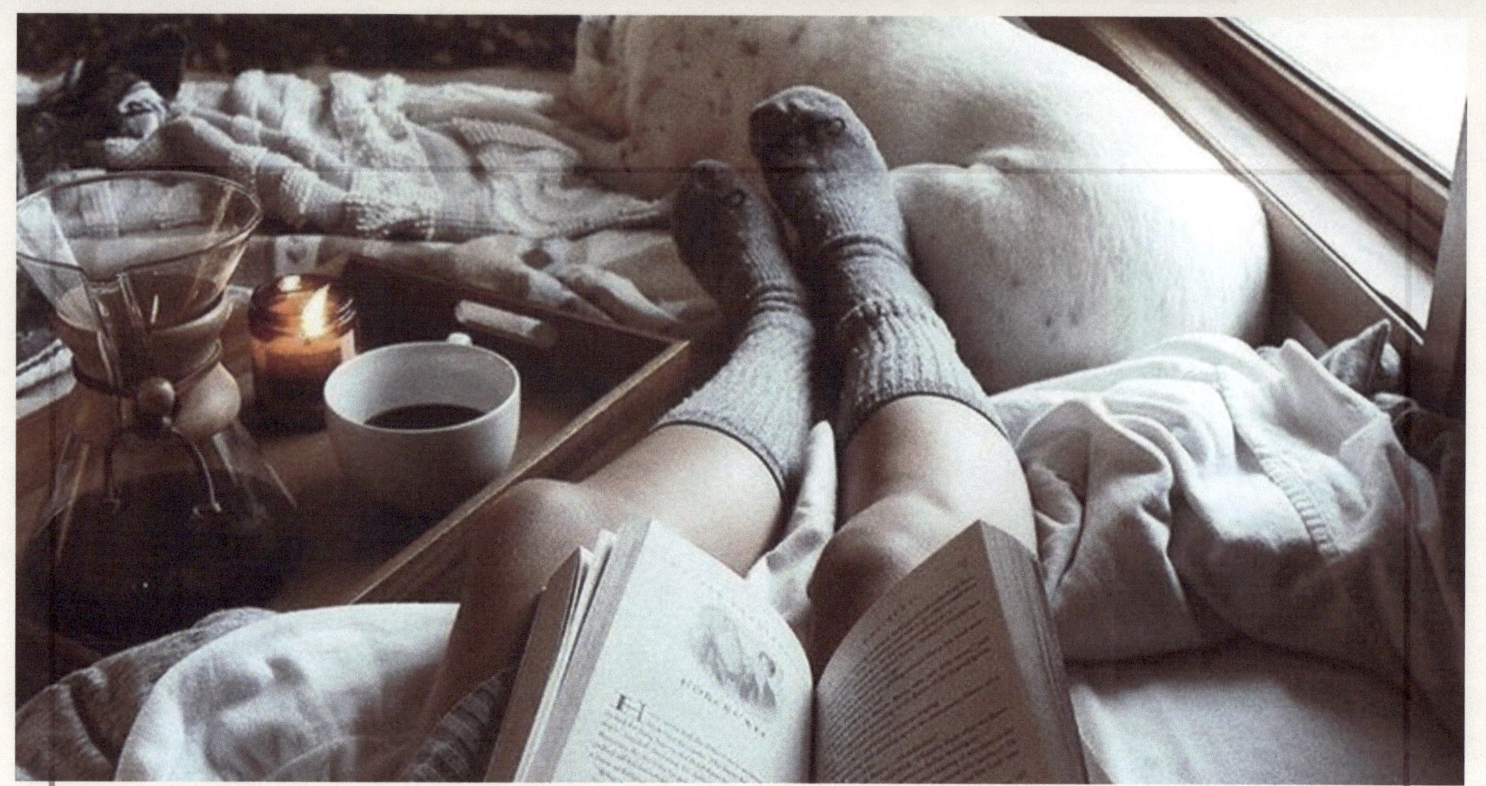

Podcasts Inspiradores
Belleza y Cuidado Personal
"The Beauty Brains": Desmitifica productos de belleza y ofrece consejos científicos sobre el cuidado personal.
"Fat Mascara": Entrevistas con expertos en belleza y discusiones sobre las últimas tendencias.

Bienestar y Mindfulness
"The Mindful Kind": Consejos prácticos para vivir una vida más consciente y equilibrada.
"On Being": Explora preguntas profundas sobre el significado de la vida y el bienestar espiritual.

Sostenibilidad y Estilo de Vida
"Sustainable Minimalists": Ideas prácticas para vivir de manera más sostenible y minimalista.
"Green Dreamer": Conversaciones con líderes y visionarios en el campo de la sostenibilidad.

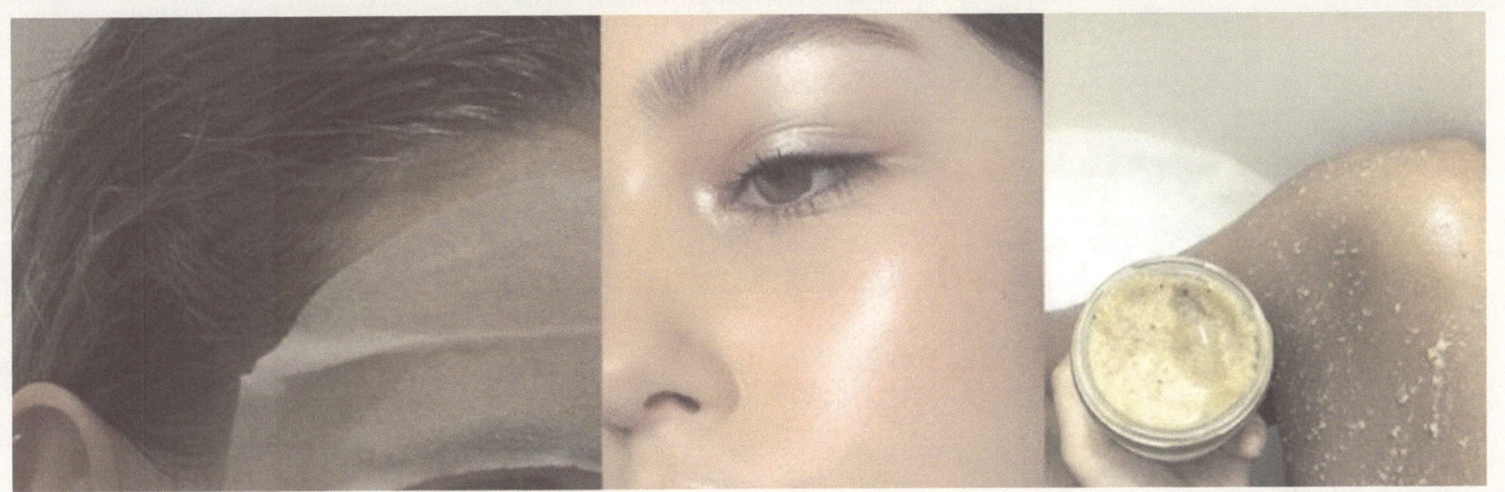

Sitios Web y Blogs

Belleza y Cuidado Personal
Into The Gloss: Artículos sobre belleza, cuidado de la piel y rutinas de bienestar.
No More Dirty Looks: Guías y reseñas sobre productos de belleza naturales y no tóxicos.

Bienestar y Mindfulness

Mindful.org: Recursos sobre meditación, mindfulness y bienestar mental.
Tiny Buddha: Historias, consejos y recursos sobre la vida consciente y la autoayuda.

Sostenibilidad y Estilo de Vida
The Good Trade: Artículos sobre sostenibilidad, ética y estilo de vida consciente.
Trash Is For Tossers: Consejos prácticos sobre cómo vivir sin generar residuos.

"LA EDUCACIÓN ES EL PASAPORTE HACIA EL FUTURO,
PORQUE EL MAÑANA PERTENECE A AQUELLOS QUE SE
PREPARAN PARA ÉL HOY."
- MALCOLM X

Últimas Tendencias en Belleza para 2024

1. Skin Streaming

Esta tendencia implica simplificar tu rutina de cuidado de la piel a tres o cuatro productos esenciales. En lugar de seguir una rutina extensa de 10 pasos, la idea es utilizar productos multifuncionales que ahorren tiempo y dinero, mientras previenen la sobre-exfoliación y el uso de ingredientes incompatibles (InStyle).

2. Honey Blonde Hair Color

El color de cabello rubio miel está ganando popularidad, impulsado por celebridades como Rihanna. Este tono dorado es perfecto para bases naturales de cabello castaño claro o rubio oscuro, y resalta especialmente en tonos de piel fríos y neutros (InStyle).

3. Peach Fuzz

Con Peach Fuzz siendo el color del año de Pantone, los tonos melocotón se están apoderando del maquillaje, desde rubores hasta sombras de ojos y labiales. Este tono cálido y sutil es favorecedor para todos los tonos de piel y es perfecto para crear looks naturales y glamorosos (Marie Claire Magazine).

4. '80s Pixie Haircut

El corte pixie inspirado en los años 80 sigue siendo una opción popular. Este estilo corto en los lados y atrás, con un poco más de longitud en la parte superior, puede ser usado de manera desordenada o pulida, añadiendo un toque de individualidad y confianza (InStyle).

5. Anything-But-Black Mascara

El uso de máscaras de pestañas de colores es una tendencia divertida y audaz. Colores como el azul cobalto y el marrón están reemplazando al clásico negro, permitiendo que tus ojos sean el centro de atención sin sobrecargar el resto de tu maquillaje (Marie Claire Magazine).

6. Radiant Complexions

La piel profundamente hidratada sigue siendo una tendencia importante. Los primers hidratantes y las bases ligeras que aportan un brillo radiante son esenciales para conseguir un acabado impecable y saludable (Marie Claire Magazine).

7. Balletcore

Inspirado en la estética de los bailarines de ballet, el Balletcore se centra en colores pastel suaves y acabados mate y brillantes. Este estilo enfatiza la belleza natural con un toque sutil y elegante (InStyle).

8. Cosmetic Treatments: Exosomes

Los tratamientos con exosomas están en auge.
Derivados de células madre vegetales, los exosomas
estimulan la producción de colágeno y elastina,
mejorando la apariencia de la piel al reducir
cicatrices, inflamación y pigmentación (Vogue
Arabia).

9. Softwave

Este tratamiento utiliza energía de ultrasonido para
estimular la producción de colágeno, ofreciendo un
lifting natural y mejorando la firmeza de la piel. Es
una opción popular para quienes buscan resultados
duraderos sin inyecciones (Vogue Arabia).

10. Bold Lips with Minimal Makeup

Los labios llamativos con un maquillaje mínimo en el
resto del rostro están en tendencia. Labiales audaces
en tonos rojos y oscuros, combinados con un look
facial natural, están dominando las pasarelas y
eventos (Marie Claire Magazine).

Estas tendencias reflejan un movimiento hacia la
simplificación y la sostenibilidad, con un enfoque en
la naturalidad y la individualidad. ¡Explora estas ideas
y adapta las que más te inspiren a tu rutina de belleza
diaria!

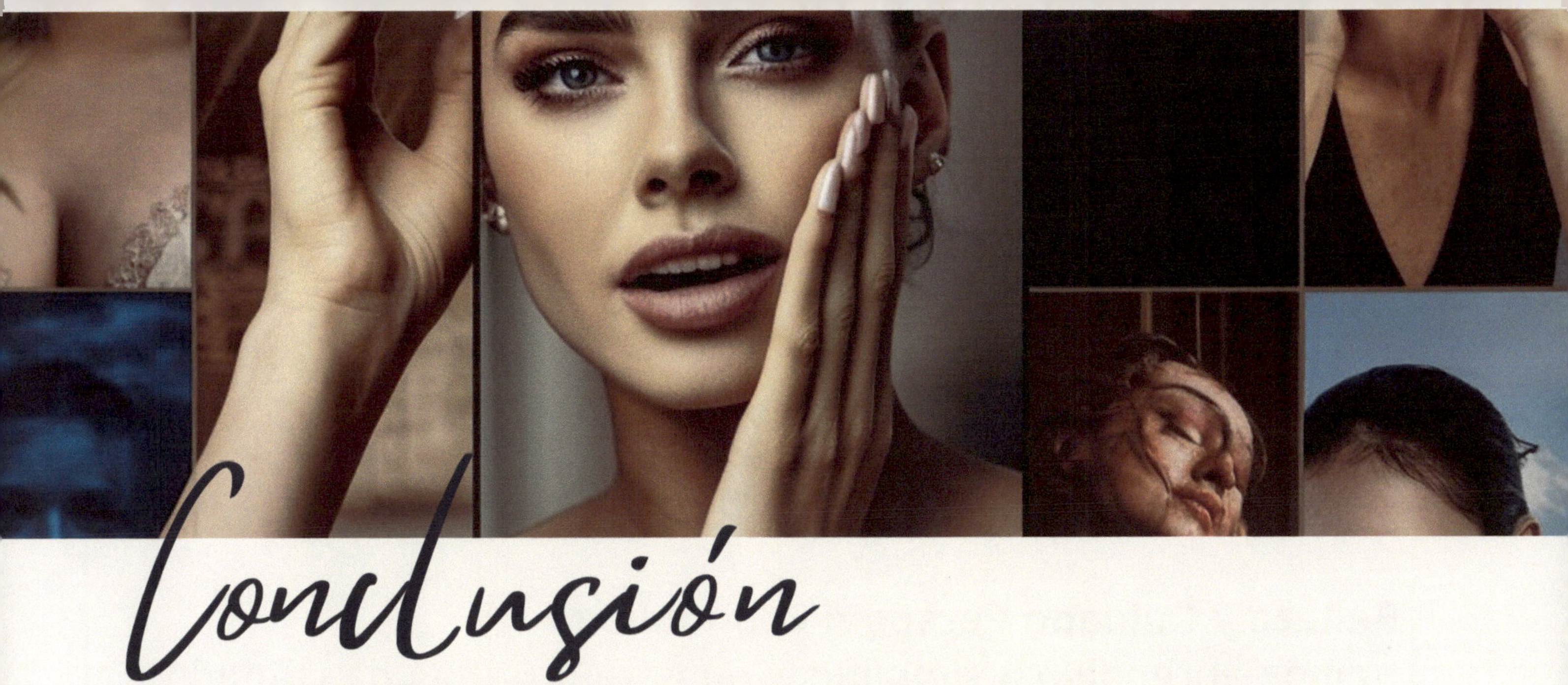

Conclusión

A lo largo de este e-book, hemos explorado una amplia gama de estrategias y consejos para ayudarte a mantener un estilo de vida estilizado, económico y sostenible. Desde cuidados personales económicos y rutinas de belleza eco-friendly hasta motivación diaria y recursos adicionales, cada capítulo ha sido diseñado para proporcionarte herramientas prácticas y accesibles.

En resumen, este e-book te ha brindado una hoja de ruta completa para adoptar un estilo de vida más estilizado, económico y sostenible. Al integrar estas prácticas en tu vida diaria, no solo mejorarás tu bienestar personal, sino que también contribuirás a un futuro más saludable y sostenible para todos. Recuerda que cada pequeño cambio cuenta y que la perseverancia y la actitud positiva son tus mejores aliados en este viaje. ¡Sigue adelante y disfruta del camino hacia una vida más plena y equilibrada!

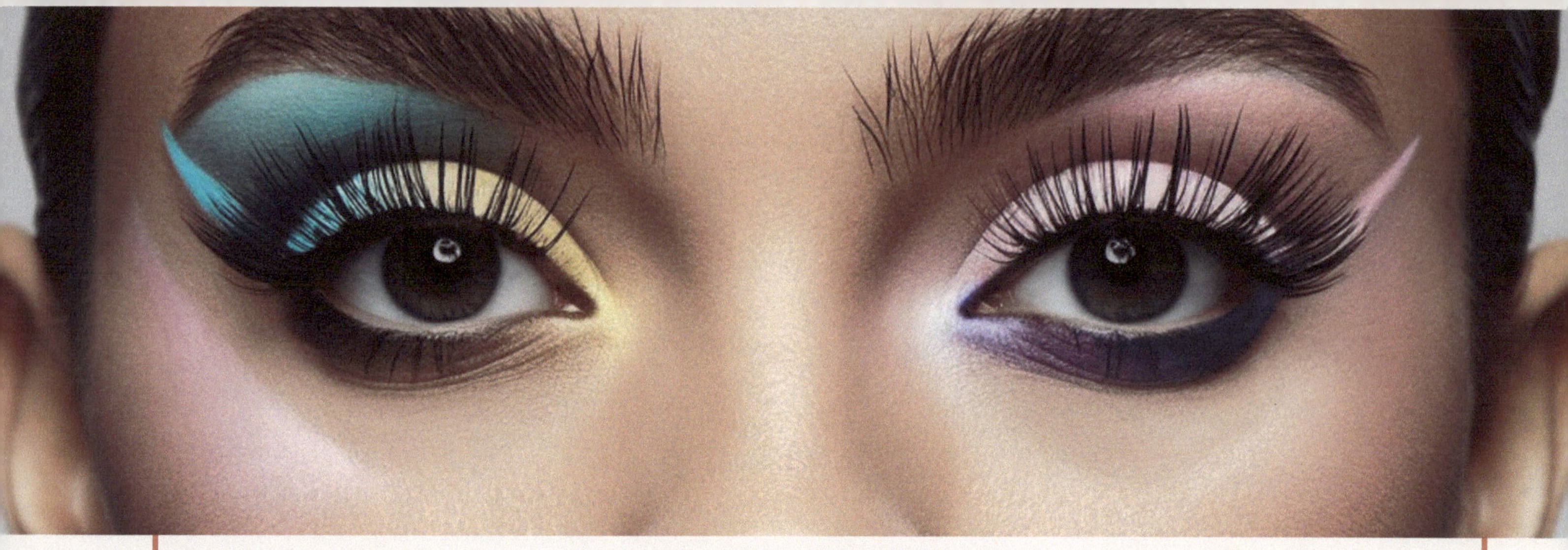

Belleza y Cuidado Personal Económico

Hemos aprendido a simplificar nuestras rutinas de cuidado personal sin comprometer la calidad. El Cuidado Personal Económico nos mostró cómo utilizar ingredientes naturales y productos accesibles para mantener nuestra piel y cabello saludables. La importancia de productos multifuncionales y la reducción de residuos mediante prácticas sostenibles también fueron aspectos clave.

Moda Asequible y Estilo

El capítulo sobre Moda Asequible destacó la importancia de combinar prendas básicas y reutilizar accesorios para crear un guardarropa versátil y elegante. Aprendimos a encontrar ropa de moda a precios accesibles y a aprovechar las temporadas de descuentos y tiendas de segunda mano.

Maquillaje y Cosméticos

En el capítulo de Maquillaje y Cosméticos, exploramos productos de buena calidad y precio accesible, junto con tutoriales de maquillaje que utilizan estos productos para crear looks fabulosos. También discutimos la importancia de cuidar nuestras herramientas de maquillaje para prolongar su vida útil y mantener la higiene.

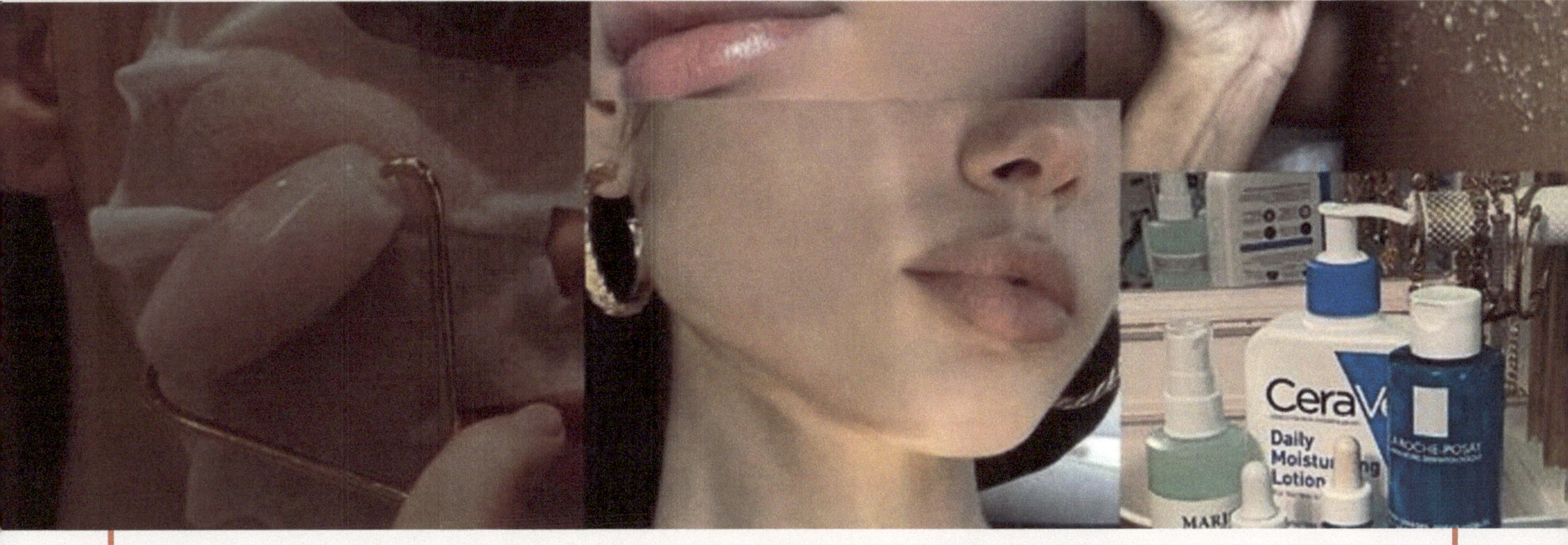

Fitness y Bienestar

Mantenerse en forma y saludable de manera económica y sostenible fue el enfoque del capítulo de Fitness y Bienestar. Se destacaron ejercicios que se pueden hacer en casa, consejos de nutrición accesibles y prácticas de bienestar como la meditación y el mindfulness.

Ahorro y Compras Inteligentes

El capítulo sobre Ahorro y Compras Inteligentes proporcionó estrategias prácticas para maximizar nuestro presupuesto. Desde aprovechar ofertas y descuentos hasta comprar en grandes cantidades y optar por marcas genéricas, aprendimos cómo hacer compras inteligentes sin comprometer la calidad.

Motivación e Inspiración

Mantener la motivación diaria es crucial para el éxito a largo plazo. En el capítulo de Motivación e Inspiración, exploramos consejos y estrategias para mantener una mentalidad positiva y enfocada. Desde establecer metas claras y celebrar pequeños logros hasta practicar la gratitud y rodearse de influencias positivas, cada técnica fue diseñada para ayudarte a mantenerte motivado.

Gratefull Gift